AF385323

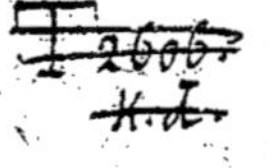

TRAITÉ

DE

LA GASTRITE

ET DES

AFFECTIONS DES ORGANES DE LA DIGESTION

MIS A LA PORTÉE DES PERSONNES ÉTRANGÈRES A L'ART DE GUÉRIR;

SUIVI DU

Traitement prompt et sûr de ces diverses affections;

PAR J.-C. BESUCHET,

Chevalier de l'Ordre de la Légion d'Honneur, Médecin des écoles gratuites et asiles du 7ᵉ Arrondissement de la ville de Paris, Membre de la Société des Science physiques et chimiques, etc.

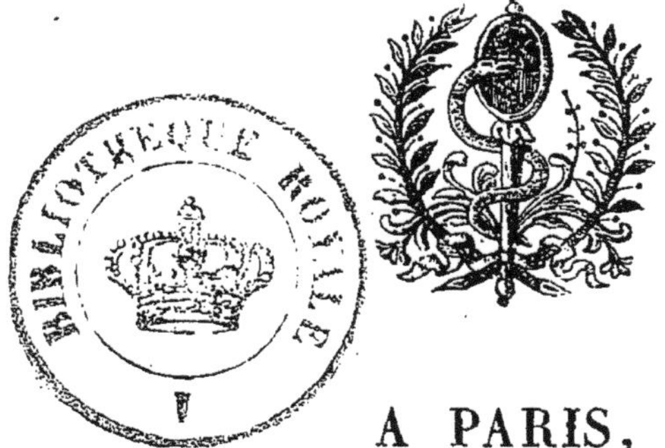

A PARIS,

Chez l'Auteur, rue des Vieilles-Audriettes, Nº 5, au Marais.

——

1837.

IMPRIMERIE DE BEAULÉ ET JUBIN,
Rue du Monceau Saint-Gervais, 8.

AVERTISSEMENT.

Fontenelle disait : « Si j'avais la main
pleine de vérités, je me garderais bien
de l'ouvrir. » Cette philosophie, si toute-
fois c'en est une, est celle d'un mauvais
cœur et d'un égoïste; c'est l'antipode de
cette douce philosophie qui porte les
hommes à s'éclairer, à s'entr'aider mu-
tuellement. L'autorité de Fontenelle est
donc sans valeur à mes yeux, et pourtant
je ne me suis pas dissimulé les inconvéniens nombreux qui attendent celui qui
se décide à faire une chose utile, quand
cette chose ne peut se faire que par la voie
de la publicité; se voir confondu avec les
faiseurs d'annonces fallacieuses et men-
songères, est peut-être le moindre de tous
ces inconvéniens, car, en définitif, la
vérité trouve toujours le moyen de se
faire jour. Persuadé qu'il faut maintenant parler aux hommes un langage po-

sitif et vrai si l'on veut en être compris, je ne viendrai pas me présenter comme un de ces prétendus philantropes que le seul amour de l'humanité, sans la plus petite vue d'intérêt, a porté à blanchir dans l'étude et dans les veilles, et qui, après des travaux infinis et des méditations longues et laborieuses, est parvenu à découvrir *la plus grande partie des secrets de la nature*, pour en gratifier ses concitoyens avec un désintéressement *sans bornes comme sans mesure*.

Je dirai tout simplement : je suis un de ces médecins observateurs qui savent voir et profiter, un praticien à qui le hasard a procuré l'occasion, peut-être plus qu'à beaucoup d'autres, de suivre et d'étudier un grand nombre de cas d'affections graves des organes de la digestion, et comme si ce n'était pas assez de faire de la médecine pour et sur autrui, a eu l'occasion de la faire sur et pour lui-même et ses proches.

Des données conçues par suite de nombreuses observations faites en France et ailleurs, m'ont peu à peu mis sur la voie d'un mode de traitement particulier que je perfectionnai par l'expérience : c'est celui que j'offre aujourd'hui, celui dont le succès a dépassé mes espérances, celui à qui je dois la santé de ma femme, la mienne propre, et celle de beaucoup de malades qui se sont confiés à mes soins.

En rendant service à mes concitoyens, je n'ai pas la prétention de me poser comme un bienfaiteur de l'humanité; je viens tout bonnement offrir le fruit de mes travaux en échange de l'avantage que tout homme a droit d'attendre de son talent ou de son labeur.

Le riche peut s'approcher de moi sans regret, comme l'indigent sans crainte : l'un et l'autre seront contens, j'espère; car la fortune ne m'ayant fait absolument ni l'un ni l'autre, je suis en position de tendre les mains de manière à ce qu'une recevant, l'autre puisse éprouver à son tour le plaisir de donner.

SOMMAIRE.

TRAITÉ

DE

LA GASTRITE

ET DES

AFFECTIONS DES ORGANES DE LA DIGESTION.

La gastrite est, sans contredit, une des maladies de nos jours la plus commune, la plus fâcheuse, et il faut bien le dire aussi, la moins connue et la moins bien traitée de toutes celles qui affligent l'humanité; il n'est peut-être aucune affection qui ait une influence plus funeste sur les relations sociales et sur le bonheur de la vie intime : point de plaisirs avec elle, point de joies de famille, point de délassemens agréables aux repas offerts par l'amitié, point de dédommagemens aux travaux du corps ou aux fatigues de l'esprit : menaçant l'existence dans son principe même, la *faculté de digestion*, elle ne fait d'exception pour personne : l'artisan, l'homme de lettres, le magistrat, le riche comme le pauvre, l'enfance comme la vieillesse, la femme délicate comme l'homme le plus robuste, tout subit sa pernicieuse influence, et doit frémir à son seul nom.

En effet, quoi de plus triste qu'une maladie, qui, sans nous priver précisément de la faculté de vaquer aux soins de nos affaires, nous porte l'ame à un sentiment de tristesse indéfinissable, accompagné d'une irritabilité de caractère jusqu'alors inconnue; qui sans nous ôter le désir, et surtout le besoin de prendre nourriture, nous force à nous abstenir de la plupart des alimens qui seraient de notre choix, nous donne malgré nous un secret dépit contre les apprêts du repas de famille que nous ne pouvons partager ; qui peu à peu, par l'effet de l'abstinence à laquelle nous sommes obligés de nous condamner, use nos forces physiques et nous fait languir misérablement sans mourir... Telle une lampe qui, faute d'aliment, menace à chaque instant de s'éteindre, et cependant jette encore par intervalle quelques rayons d'une lumière vacillante, comme pour indiquer que son principe de vie n'est pas complètement tari.

Telle est la gastrite dans ses effets et dans ses conséquences. Guérir le plus souvent cette terrible affection, *la soulager toujours, promptement et avec certitude,* est-ce rendre un service à l'humanité? Est-ce bien comprendre la mission d'un médecin? C'est la conviction affirmative de cette proposition qui nous a portés à rendre publics les résultats que le hasard sans doute, peut-être une certaine direction d'études et de pensées, des voyages nombreux, mais surtout le besoin impérieux de soulager à tout prix celle dont la Providence avait lié la vie à la nôtre, nous ont fait obtenir, et que nous annonçons avec assurance.

Nous nous embarrassons peu de ce qu'on pourra trouver d'étrange à la prétention que nous montrons de guérir le plus souvent et de *soulager toujours* les gastrites à quelque degré qu'elles soient, nous nous attendons bien que ceux qui voilent leur amour-propre ou leur intérêt personnel sous l'enveloppe de maximes et de paroles, en apparences pleines de désintéressement, ne manqueront pas de recevoir nos avis avec incrédulité, peut-être même nous feront-ils l'honneur de nous dire des injures; le succès sera là pour répondre, et si un seul malade ayant suivi nos conseils, déclare n'en avoir retiré aucun fruit, nous consentons volontiers à subir toutes les conséquences d'une fausse promesse: mais nous ne le craignons pas; une expérience de quinze ans, faite dans le silence de l'observation sur plus de deux mille malades, nous permet cette assurance; et dût-on, comme par dérision, nous surnommer le *médecin des gastrites,* nous dirons que tant bien qu'il ne nous serait donné de ne guérir ou de ne soulager qu'une seule maladie, nous nous croirions encore assez médecin pour l'intérêt de l'humanité.

Mais il est temps d'entrer à fond dans les détails de la maladie dont nous voulons traiter. Nous prévenons d'avance nos lecteurs, que dépouillant toute prétention doctorale, nous serons aussi clair que possible, évitant les définitions trop scientifiques, et surtout les citations d'auteurs qui n'ajoutent rien au mérite d'une dissertation, et ressemblent pas mal à ces chevilles que l'on tient en réserve pour arrondir les chutes de phrases, ou tenir lieu de ce qu'on ne saurait dire par soi-même ; nous n'avons pas d'ailleurs la prétention d'écrire pour les médecins, encore moins de leur enseigner ce que c'est que la gastrite, et les moyens de la guérir ; ils feraient fi de nous ; ils ont pour cela leurs raisons, qui sont excellentes : chacun auprès de ses malades fait comme il peut, et guérit s'il peut, la gastrite comme autre chose ; c'est au public *non doctoral* que nous nous adressons, c'est surtout aux nombreuses victimes de la gastrite et des maladies chroniques des viscères du bas-ventre, en un mot de tous les organes qui concourent à la digestion ; si ce public nous écoute, nous comprend, et se confie à nous, c'est que probablement nous aurons fait passer en lui la conviction qui est en nous, et c'est à ceux-là que nous disons, PLUS DE GASTRITE.

LA GASTRITE (1).

La gastrite est une affection de l'estomac, qui s'étend le plus souvent jusqu'aux intestins eux-mêmes, et s'annonce par divers désordres, dont le principal phénomène réside dans l'impossibilité de digérer les substances les plus légères, et par suite d'évacuer le résultat du peu de digestion laborieuse qu'on a pu obtenir, ou de l'évacuer quelquefois si promptement qu'aucun profit réparateur ne peut en être retiré par nos organes.

La gastrite est divisée en deux périodes de phénomènes qui en font véritablement deux maladies bien distinctes : l'une est la gastrite à l'état aigu, l'autre est la gastrite à l'état chronique. Comme toute maladie aiguë, la gastrite a ses phases plus ou moins régulières, et la médecine physiologique

---

(1) Fièvre stomachique et inflammatoire d'Hoffmann ; fièvre épiale et lipyrienne des anciens ; cardialgie, passion cardiaque, *gastrites*, phlegmasie de l'estomac (Broussais). Il ne faut pas confondre cette affection avec l'état saburral des premières voies, désigné sous le nom d'*embarras gastrique*, *fièvre gastrique*, avec lequel pourtant elle se complique assez souvent.

a tellement éclairé cette partie de l'art médical, que le diagnostic en est extrêmement simple.

GASTRITE AIGUE.

Les caractères principaux de cette affection sont : rougeur de la langue sur les bords et à la pointe, avec tendance à la sécheresse (1), quelquefois rouge sur toute la surface comme dans la scarlatine ; d'autres fois, d'un blanc gris couverte d'une couche assez épaisse vers son centre, et comme on dit communément, *sale* ou *saburral* ; sentiment de chaleur interne, soif et pourtant bientôt dégoût des boissons, attendu que tout ce qu'on introduit dans l'estomac augmente le malaise, et souvent provoque le vomissement ; sentiment de gêne à la partie connue sous le nom bien impropre de *creux de l'estomac,* à cette partie qui répond devant la poitrine à la fin des côtes et au-dessus de l'ombilic. Ce sentiment de gêne se change bientôt en douleur véritable si on appuie la main sur cette partie ; pouls vif et fréquent, quelquefois petit, serré, et, comme disent les médecins, *concentré.*

---

(1) Nous ne parlons ici que de l'affection gastrique développée sans causes physiques appréciables, et non de la phlegmasie de l'estomac ou des intestins, causée par l'ingestion d'une substance corrosive ou irritante, comme dans l'empoisonnement.

Il n'est pas besoin de dire que la présence dans l'estomac, d'alimens, même les plus légers, cause une augmentation sensible de tous les fâcheux symptômes, et cependant le malade conserve presque toujours le désir de manger.

Cette maladie, une des plus insidieuses, sans contredit, de toutes celles dont notre pauvre humanité est tourmentée, ne se montre pas toujours sous des caractères aussi faciles à suivre que ceux que nous venons de décrire, et c'est ce qui fait que le meilleur livre de médecine n'est souvent d'aucune utilité réelle, car rien ne peut remplacer l'expérience et le tact que l'on n'acquiert que par l'habitude de voir une maladie.

BEAUCOUP DE GENS ONT LA GASTRITE, QUI NE SE SONT PAS APERÇUS DE SON INVASION.

Quelquefois les phénomènes de la gastrite sont si légers, en apparence, que la maladie passe de l'état aigu à guérison, mais malheureusement plus souvent à l'état chronique, avant que le malade ait songé sérieusement à réclamer le secours de la médecine. Bien souvent un léger dérangement d'estomac, que l'on attribue à une indigestion ou à l'effet de tel ou tel aliment, de telle ou telle boisson, est déjà un symptôme très-prononcé de gastrite; et ce n'est qu'après avoir vu renouveler ces accidens, d'abord peu intenses, puis plus fâcheux, plus compliqués, avoir éprouvé des douleurs d'estomac, des coliques, des constipations opiniâtres ou des dévoiemens sans cause connue, que l'on songe à réclamer les secours de la médecine; alors, si malheureusement la maladie n'est pas de prime-abord reconnue, si le traitement convenable n'est pas immédiatement appliqué, l'état pathologique des organes augmente, et la guérison devient de plus en plus difficile.

TRAITEMENT DE LA GASTRITE A L'ÉTAT AICU.

Dans un traité complet de la gastrite et des maladies des viscères abdominaux, que j'espère bientôt pouvoir publier, je traiterai à fond des divers modes de traitement employés jusqu'à ce jour, et je démontrerai, par les faits et par le raisonnement, que l'on s'est généralement fait une fausse idée de ces affections. Je prouverai que les phlegmasies des organes abdominaux, diffèrent essentiellement dans leur caractère, et surtout pour leur traitement, de celles des autres organes; je démontrerai que, pour ces sortes d'affections, la méthode évacuante, déjà si heureusement employée dans ces derniers temps pour les fièvres typhoïdes, peut, étant habilement dirigée, obtenir des succès assurés, pendant que le contraire a constamment lieu par la méthode des saignées générales, dont on a trop souvent abusé : le peu d'étendue donnée à cet opuscule, ne me permet pas de décrire ici avec de minutieux détails toutes les nuances du traitemeut que j'emploie le plus ordinairement, et qui est varié à l'infini. Je me bornerai à dire que ce n'est qu'avec une extrême circonspection que je me décide à employer les saignées dans le cas dont il s'agit, et seulement lorsque le sujet est très-pléthorique, que le pouls est non-seulement fréquent, mais encore dur, plein et vibrant, encore je ne m'y résous qu'après avoir tenté l'effet de la saignée locale au moyen de quelques sangsues appliquées sur le lieu qui avoisine le plus le siége du mal. Les boissons délayantes et mucilagineuses, les bains, les frictions cutanées, sont des moyens auxiliaires que j'emploie le plus souvent ; mais c'est surtout dans le choix des alimens que je porte une attention sérieuse, car il ne faut pas croire, ainsi que beaucoup de médecins le pensent, que les malades affectés de gastrite ne doivent point manger : il faut qu'ils mangent, au contraire, car la diète rigoureuse leur est aussi préjudiciable que le serait un régime peu raisonné; mais il faut savoir, d'abord choisir l'alimentation qui leur convient, puis ensuite donner à l'estomac la faculté de tolérance nécessaire pour élaborer la digestion : c'est ce que l'on verra expliqué plus loin.

GASTRITE CHRONIQUE.

Si la gastrite aiguë est facile à reconnaître, facile à définir et facile à traiter ; si un médecin tant soit peu exercé peut aisément diriger son malade dans cette période de la maladie, et l'amener à voie de guérison, il n'en est pas de même pour la gastrite à l'état chronique, pour cette longue et douloureuse maladie qui saisit sa victime par degrés insensibles, s'en empare peu à peu, altère son moral plus encore que son physique (1), parvient bientôt à troubler toutes ses joies, lui ôte repos, bonheur, espérance d'avenir, et détruit insensiblement les ressorts de la vie en tarissant la source indispensable de réparation et de reproduction. Oh ! que cette maladie est longue, combien elle fait souffrir, combien elle afflige ceux dont les tendres soins voudraient apporter remède aux maux des êtres qui leur sont

____

(1) On voit souvent des malades, surtout parmi les femmes, affectés de gastrites très-graves et conserver sur leurs visages l'apparence de la plus belle santé. J'ai connu une jeune dame qui souvent dérobait ses pleurs à ceux qui lui disaient : *Vous avez une fraîcheur qui annonce une bien bonne santé ; mon Dieu, que vous êtes heureuse !*

chers; pour nous qui l'avons vue de près, bien souvent, bien long-temps, à notre chevet; nous qui savons les mauvais jours, les plus mauvaises nuits qu'elle nous a comptés, nous croyons fermement avoir mérité quelque chose de l'humanité en offrant à nos concitoyens le résultat de nos travaux et de nos efforts contre cette terrible maladie.

SYMPTÔMES DE LA GASTRITE CHRONIQUE.

Ainsi que nous l'avons dit plus haut, la gastrite souvent s'empare d'un malade d'une manière insensible ; d'abord quelques difficultés à digérer, des indigestions sans causes suffisantes, ou des renvois acides après avoir mangé; un sentiment de malaise vers la région de l'estomac, de la pesanteur, disposition particulière au sommeil peu de temps après le repas, presque toujours gonflement pénible du ventre pendant la digestion; ce gonflement, plus ou moins considérable, est quelquefois tel qu'il semblerait qu'on a insuflé de l'air dans le ventre, qui devient tout-à-coup gros et tendu comme un tambour ; à cela se joint, dans la plupart des cas, une grande difficulté pour aller à la garde-robe, plus rarement le dévoiement ; les malades rendent avec peine des matières dures qui ressemblent assez à de petites noix de volumes di-

vers, souvent accompagnées d'une sécrétion blan-
châtre mucilagineuse, ressemblant assez à du blanc
d'œuf mal cuit (ceci est toujours un symptôme
assez grave).

Les malades souffrent plus ou moins ; quelquefois la digestion est plus laborieuse, plus gênante
que douloureuse, et au bout de quelques heures
tous les symptômes disparaissent pour recommen-
cer ensuite ; mais souvent les malades éprouvent
un sentiment de chaleur, une ardeur brûlante
bien douloureuse, d'autres fois il semble aux malades qu'ils ont une plaie interne qui se trouve à vif
en contact avec les alimens, ils y éprouvent
comme l'effet d'un fourmillement. Une personne
me disait qu'elle éprouvait une sensation semblable à celle que lui ferait éprouver un animal
qui lui mangerait l'estomac, elle était persuadée
qu'elle avait un cancer interne, la douleur s'éten-
dait jusqu'au dos ; c'est qu'en effet l'irritation de
l'estomac est telle qu'elle peut simuler tous ces
symptômes et produire les sensations les plus diverses ; j'ai vu des malades qui semblaient éprouver quelque soulagement à s'appuyer fortement le
dos ou l'estomac contre quelque corps dur,
d'autres à prendre des boissons extrêmement
froides.

CAUSES DE LA GASTRITE.

Lorsqu'une maladie se montre plus fréquemment dans un temps que dans un autre, lorsque surtout elle apparaît comme une sorte de nouveauté qui vient affliger la population contemporaine, il faut rechercher la cause de son invasion dans l'influence des choses extérieures, c'est ainsi que faisait Hippocrate, de divine mémoire ; l'air, la terre, les alimens, l'influence des vents et des saisons, les différences de température, tout était observé par ce célèbre philosophe, qui cherchait bien plus à guérir les maladies en combattant leurs causes, qu'à fonder sa force thérapeutique sur l'empirisme des remèdes. La gastrite nous fournit l'application de cette sage théorie; on connaissait fort peu la gastrite autrefois, du moins telle que nous la connaissons aujourd'hui ; les anciens nous ont transmis peu de documens sur sa nature et sur son traitement ; Boerhaave, Stoll, Hoffmann, Cullen, ont tour-à-tour envisagé la gastrite sous divers points de vue, selon qu'ils étaient imbus du système humoral ou du système solidiste, mais on chercherait vainement dans leurs ouvrages des données concluantes, ou propres à éclairer le diagnostic de l'affection que nous voyons de nos jours, de cette affection particulière de l'estomac et des autres parties de l'appareil digestif, que, faute de mieux, et pour nous faire mieux comprendre, nous qualifierons de gastrite chronique, et qui serait mieux nommée *Digestalgie*. Dans les temps les plus rapprochés de nous il ne paraît pas qu'on ait mis une grande importance à décrire cette maladie, ce qui, pour le noter en passant, semble un signe certain qu'elle était peu commune. Pinel vint et rangea la gastrite dans ses nombreuses catégories de fièvres, système alors en faveur dans le monde médical ; puis enfin Broussais, qui, le premier, armé du flambeau de l'observation pathologique, détruisit le trompeur échafaudage des fièvres *essentielles*, et démontra que ce que l'on s'était avant lui efforcé de classer et de sous-classer comme des maladies particulières, n'était en réalité que les symptômes d'altération morbides dont on avait presque complètement ignoré l'existence, ou que l'on considérait comme l'effet pathologiqne des prétendues fièvres essentielles, prenant ainsi, à la lettre, la cause pour l'effet, et le symptôme pour la maladie. Broussais est, sans contredit, le premier médecin qui ait tracé avec l'habileté que donne un haut savoir, l'histoire des lésions des organes internes, et qui ait introduit dans les études de la science médicale les lumières d'une saine philosophie ; mais extrêmement préoccupé du soin de renverser le système de ses adversaires et d'élever sur ses ruines les bases de la médecine physiologique ; obligé, par la nature même de la mission qu'il s'était donnée, de grouper tous les symptômes, de presser tous les faits afin de présenter sa doctrine avec cette unité de principes et de vues qui en ont fait la gloire et assuré le succès , Broussais, disons-nous, comme chef d'une école qui n'admettait point de composition, n'a pas même dû songer aux exceptions , qu'auraient cependant méritées , les altérations extrêmement variées des divers viscères du bas-ventre, et particulièrement de l'estomac, dans le fait de la digestion.

La gastrite, avons-nous dit , était généralement peu connue autrefois , nos pères le disent, et nous pouvons les en croire, car ici les écrits sont d'accord avec la tradition ; il faut donc que quelque circonstance particulière ait, dans ces derniers temps favorisé, le développement de cette maladie. En suivant le précepte d'Hippocrate, nous avons dû rechercher avec soin, parmi toutes les causes qui peuvent influer sur la santé des hommes, quelles étaient celles que l'on dût accuser par préférence à toutes autres ; naturellement nous avons dû songer aux choses qui, par leur influence habituelle, ont une action directe sur l'estomac et sur les intestins ; par conséquent les alimens et les boissons. Si la gastrite n'atteignait que les hommes du peuple malheureusement adonnés à de mauvaises habitudes, buvant parfois outre mesure et qui, dès le matin, s'ingèrent dans l'estomac, à jeun, et comme on pourrait dire, *à cru,* plusieurs verres de mauvais vin ou de plus mauvaise eau-de-vie; si l'on ne rencontrait cette affection que chez les pauvres, dont la nourriture est presque toujours grossière et de mauvais choix, nous aurions aisément conclu que la maladie était une conséquence naturelle de l'action des boissons alcoholisées ou des alimens réputés *indigestes;* mais il n'en est pas toujours ainsi, et c'est presque le contraire qui a lieu. Sans prétendre établir ici comme un point de fait, que le vin ainsi que les liqueurs ne soient d'un usage pernicieux, nous devons cependant déclarer que, généralement parlant, il y a infiniment moins de gastrites parmi les gens qui vivent en vrais faubouriens, qu'on me passe l'expression, *mangeant et buvant à chaque instant du jour,* que parmi ceux qui mènent une vie extrêmement régulière. Parcourez les halles, les marchés, voyez ces femmes joyeuses et hardies, aux belles et fraîches couleurs, mangeant à belles dents un énorme morceau de pain aiguisé d'un peu d'ail, ou du fumet d'un hareng saur; voyez ces vigoureux ouvriers des ports, ces robustes *forts* de nos bazars publics, manger en plein air la solide portion de soupe ou de légumes que leur tient toute prête et toute chaude, la cuisinière nomade, Providence de ceux dont la vie est dans les bras. Voyez les uns et les autres, quand le labeur est un peu productif, ou, comme ils disent, *quand le temps n'est pas trop dur,* s'acheminer chez le marchand de vin, qui grâce au ciel n'est jamais loin d'eux, et arroser leur solide repas d'un grand verre de vin *sans eau,* attendu, disent-ils, *que tout y est d'avance,* et plût à Dieu qu'il n'y eût que de l'eau! Eh bien! ces gens là *mangent souvent*, boivent de même, et n'ont pas de gastrite.

Depuis bientôt un demi-siècle, nos habitudes de vie ont subi une aussi grande révolution que celle de nos idées et de nos mœurs politiques, un repas important a été complètement supprimé, le *souper:* on pourrait même dire deux, car le déjeûner est bien peu de chose pour beaucoup de gens, et le petit repas que l'on nommait le *goûter* a disparu tout-à-fait, surtout dans les villes; à peine quelques pensions le conservent-elles pour les enfans, qui plus que les adultes ont dû ressentir l'effet de ce changement dans nos habitudes. Une grande activité de corps et d'esprit, le besoin de laisser une plus large place aux affaires, à l'étude, aux travaux industriels, ont fait perdre à la régularité des heures de repas, l'importance qu'elle avait autrefois. Quantité de gens ne mangent réellement qu'une seule fois par jour, vers six ou sept heures du soir ; de sorte que si la digestion de ce repas est terminée à dix heures, il se passe vingt heures avant que de nouveaux alimens viennent occuper et faire fonctionner l'estomac, cette machine autoclave qui doit sans cesse fonctionner, au moins pendant le temps de veille, et qui, faute de pouvoir exercer son action sur des substances nutritives, l'exerce sur elle-même et d'une manière bien funeste dans l'état de vacuité.

Autrefois les heures de repas étaient tellement régulières, malgré leur courte distance, que vous eussiez été fort mal venu de vous présenter pour affaire chez un commerçant ou partout ailleurs aux heures consacrées au repas et à la réfection (1).

______

(1) Il en est encore de même chez tous les peuples du Nord et dans nos départemens qui se trouvent dans cette direction, excepté pour la classe élevée, qui suit les habitudes de la capitale. Je me souviens que lors de nos campagnes d'Allemagne, il m'est arrivé plus d'une fois, soit à Vienne, soit à Berlin, de me présenter en vain à la porte d'un marchand que j'apercevais du dehors, dînant fort tranquillement avec sa famille et ses commis, le bruit que je faisais inutilement pour ouvrir la porte, fermée en dedans avec précaution, ne leur faisait pas même tourner la tête, ou j'obtenais simplement un signe de tête négatif qui annonçait clairement que ma venue était intempestive.

Maintenant il n'en est plus ainsi, le repas est une charge, une peine pour beaucoup d'individus trop préoccupés de leurs intérêts matériels, et qui sacrifient tout au besoin de gagner, ou à l'exigence de leurs occupations. J'ai soigné un marchand qui, peu confiant dans le zèle de ses garçons, même dans celui de sa femme, ne pouvait se résoudre à prendre nourriture tant qu'il voyait quelques chalands dans sa boutique ; il en résultait qu'on ne savait chez lui à quelle heure manger, et sa cuisinière m'a souvent raconté qu'il lui arrivait d'apporter et de remporter la soupe plus d'une fois, avant qu'elle fût mangée. Cet homme était en proie à une gastrite des plus intenses. Je soigne encore en ce moment une dame dont la profession est assez productive par le talent qu'elle y apporte ; cette dame qui trouve tout son plaisir à orner son appartement de beaux meubles et de ces mille colifichets dont le goût ne se rencontre ordinairement que dans la classe riche de la société, ne peut se résoudre à quitter son travail pour prendre un repas qui l'attend souvent plusieurs heures ; il en est de même pour son sommeil dont elle se priverait tout-à-fait, si cela était en son pouvoir : il n'est pas besoin de dire qu'elle est également victime de la gastrite.

Ce que nous venons de dire fait assez prévoir

quelle est notre opinion sur l'influence de l'alimentation sur la santé publique; oui, nous sommes persuadés que de toutes les causes prédisposantes de la gastrite, les trop longues distances d'un repas à un autre, et la nécessité, par suite, de beaucoup manger en une seule fois, sont les causes principales de son extension parmi nous; remédier à cet inconvénient autant qu'il est possible, sans prétendre changer des habitudes qui ont maintenant force de nature, est un des conseils que nous donnons d'abord à toute personne qui nous consulte; et si les bornes que nous nous sommes imposées le permettaient, nous démontrerions avec méthode, et par l'exemple même des animaux, que le seul moyen d'entretenir l'estomac en bon état, est de l'occuper souvent à l'état de digestion, en faisant bon choix des substances alimentaires.

INFLUENCE DE L'ÉPOQUE CRITIQUE POUR LES FEMMES.

L'époque désignée communément pour les femmes sous le nom d'*époque critique,* d'*âge de retour,* déjà, par plus d'une raison, si orageuse pour elles, se complique souvent de gastrite. Ici les symptômes se modifient à l'infini, et prennent des caractères si divers, qu'un volume suffirait à peine pour en indiquer toutes les nuances, c'est ce que nous ferons dans un ouvrage plus étendu. On verra combien ici le médecin doit être doué du tact observateur, combien il est essentiel qu'il ait étudié avec attention les caractères si légers des altérations organiques qui s'annoncent dans la plupart des cas, par des sensations morales inaccoutumées, trop souvent mal appréciées. Si nous pouvions dire ici tout ce que l'expérience et l'observation nous ont appris, que de choses inexplicables se dévoileraient tout-à-coup, et combien de faits dont la tête et le cœur sont accusés, qui ne doivent leur existence qu'à l'état pathologique de l'estomac.

EFFETS DE LA GASTRITE, ET INFLUENCE DES ÉVACUATIONS NATURELLES SUR LA SANTÉ ET SUR LE MORAL DES INDIVIDUS.

Voltaire a dit quelque part que les tyrans et les rois sanguinaires n'allaient pas bien à la garde-robe. Cette pensée a toute la profondeur et toute la portée que cet homme extraordinaire mettait dans ses réflexions; elle prouve de plus qu'il connaissait l'influence des variations de cette partie de nos fonctions animales, et sans doute lui-même a vu souvent son caractère irascible et sa fougue bilieuse diversement excités par l'état de son ventre. Rien ne dispose à la tristesse, aux idées sombres, comme la constipation, et la gastrite qui déjà rend si malheureux, dispose plus que toute autre cause à cet état fâcheux des fonctions de l'abdomen.

Il serait vraiment curieux de rechercher par la vie et les habitudes intimes des hommes, et jusque dans leurs fonctions les plus secrètes, l'explication de faits qui étonnent par fois ou qui affligent l'humanité. Personne, que nous sachions, ne s'est sérieusement avisé jusqu'ici d'ériger en oracle d'une nouvelle espèce, le lieu secret où le gentilhomme comme le bourgeois, l'homme d'État comme le manant, vont d'une façon toute semblable, se débarrasser d'un résidu en tout pareil, quoique provenant de substances différentes, au moins quant à leurs caractères extérieurs. Hélas! oui, et n'en déplaise aux gens délicats que mon langage pourrait choquer, l'humble ouvrier qui débarrasse, la nuit, de nos demeures, ou qui emboîte, à la façon nouvelle, pendant le jour, le produit infime de nos digestions, ne saurait distinguer ce qui est le résultat de la noble nourriture de la plus élégante de nos dames, d'avec celui de la plus chétive et de la plus grossière nourriture de nos artisans; c'est que vous avez beau dorer, parfumer, couvrir ce corps d'étoffes somptueuses, la nature est la même, les besoins sont les mêmes, et le mécanisme de ses fonctions les mêmes, soit qu'elles s'exercent sous le velours, soit qu'elles s'exercent sous la bure; mais revenons.

Si nous traçons dans la série de nos dispositions intellectuelles, et parmi celles qui distinguent l'homme par ce qu'on appelle *caractère essentiel*, une ligne droite, en prenant pour point de centre la disposition *bonté*, nous trouverons, en allant directement vers les dispositions d'un ordre élevé, que cette ligne atteindra les dispositions *violence*, *fureur*, en passant par les dispositions intermédiaires essentielles, *fermeté*, *courage*, *audace* (1) et si nous dirigeons ensuite cette ligne à partir de la disposition *bonté*, vers les dispositions plus douces pour ne pas dire d'un ordre moins élevé, nous trouverons, en suivant également une ligne directe, les dispositions *pusillanimité*, en passant par les dispositions intermédiaires, *bienveillance*, *débonnarité*, *faiblesse*. La bonté est donc le *juste-milieu* de cette ligne de nos dispositions naturelles,

---

(1) On comprend que dans cette théorie toute nouvelle, et que nous donnons avec toute l'humilité qui convient à un modeste savoir, nous négligeons une foule de dispositions intermédiaires peu tranchées. Ainsi l'*opiniâtreté*, la *colère*, la *dureté*, la *persistence dans les idées*, etc., etc., trouveraient ici leur place ; souvent aussi une disposition se neutralise par une autre. Rien dans la nature ne peut rigoureusement se classer, Dieu seul est seul.

dont un bout tient à la fureur et l'autre bout à la pusillanimité; et bien, à notre avis, tous ceux qui ont le système sanguin dominant, la fibre ferme, le fluide nerveux actif, seront, par la nature même de leur organisation, disposés naturellement au premier ordre des sensations que nous venons de désigner, ces gens-là auront rarement le ventre libre, (je demande pardon pour mes définitions, mais la science ne peut reculer devant les difficultés des mots), et si, à ce tempérament sanguin se mêle en excès le tempérament sec et chaud, nommé par les anciens bilieux, (atrabile, atrabilaire), ces gens là seront souvent constipés, et seront, plus que tous les autres, disposés aux actes violens, soit qu'ils les commettent eux-mêmes soit qu'ils les conseillent, soit qu'ils les ordonnent; Néron, le pape Clément VI et Philippe-le-Bel étaient évidemment constipés.

Si, à partir de la disposition *bonté*, qui est le point d'équilibre, la combinaison parfaite, la perfection désirable de l'espèce humaine, nous nous dirigeons vers la disposition *pusillanimité*, nous dirons que ceux chez qui le système muqueux et lymphatique domine, qui ont la fibre molle, le fluide nerveux lent, sont, en vertu du même principe, poussés vers le second ordre des dispositions intellectuelles, et iront plus ou moins avant dans cette direction, suivant que leur organisation aura plus ou moins de tenacité, ces gens-là iront facilement à la garde-robe; on sait l'effet que produit la peur sur certains individus, et plus d'un apprenti brave a senti son ventre grouiller au premier coup de feu de l'ennemi.

Ne cherchons donc point si haut l'explication de tant de catastrophes, de si longues guerres et de discordes civiles, lorsque c'est tout simplement l'effet du tempérament de ceux qui ont fomenté, dirigé ces grands évènemens; et lorsque vous voyez un ministre exploitant quelque calamité publique, venir demander à la législation de nouvelles rigueurs pour ajouter aux rigueurs déjà imaginées avant lui, informez-vous à son valet de chambre s'il n'a pas été depuis quelques jours à la garde-robe.

Nous savons tout ce qu'il peut y avoir en apparence de paradoxal dans le système que nous venons de développer très-sommairement, mais ce n'est pas une raison pour le mépriser tout-à-fait, les meilleures idées ne se sont très-souveut introduites que sous la forme d'ingénieuses plaisanteries; et d'ailleurs, il ne faut pas croire que ce qui vient d'être dit s'est trouvé tout juste aujourd'hui même au bout de notre plume, et comme pour remplir une page ou deux, c'est le résultat de nombreuses observations dont nous pourrions citer les sujets si nous le pouvions sans blesser le principe de civilité connu : que l'on doit indulgence aux morts et politesse aux vivans (1).

Quoi qu'il en soit de notre système, que nous ne pourrions développer sans entrer dans des définitions physiologiques qui nous écarteraient beaucoup de notre sujet, il est bien démontré que si la gastrite dispose à la constipation, la constipation à son tour augmente les accidens de la gastrite, aussi avons-nous grand soin de remédier à cet inconvénient par tous les moyens possibles, et cet objet fait partie essentielle des instructions que nous donnons aux malades qui se confient à nos soins; nous y apportons une attention toute particulière.

TRAITEMENT DE LA GASTRITE CHRONIQUE (DIGESTALGIE).

Le traitement que nous avons si long-temps expérimenté, modifié de mille façons différentes,

---

(1) Les grands seigneurs orientaux, *autrefois*, faisaient par forme de passe-temps, et pour éprouver le tranchant de leur cimeterre, sauter quelques têtes d'esclaves *après dîner*. Autrefois aussi ils faisaient un usage copieux d'opium, qui, bien que d'une nature et d'une préparation différentes de celui qui nous parvient par le commerce, enivrait leurs sens, et devait tout comme le nôtre porter à la constipation. Charles IX, qui tirait sur ses bons parisiens, allait difficilement à la garde-robe. Que n'a-t-il pris quelques laxatifs, la veille de la Saint-Barthélemi !

puis enfin adopté comme le seul rationel, est un composé de la méthode évacuante et de l'emploi convenablement combiné des calmans les plus en usage pour combattre l'irritation des membranes séreuses, on sait que l'extrait de belladona, les teintures et l'eau de laurier cerises, la tridace, les diverses préparations d'opium, l'aspergine, etc., sont tour-à-tour et quelquefois simultanément employés à cet effet ; c'est aussi parmi ces agens, et non ailleurs, que nous choisissons nos auxiliaires, sans donner spécialement la préférence à aucun d'eux.

Évacuer les humeurs âcres que la sur-excitation des organes de la digestion produit sans cesse, et qui à leur tour réagissent sur la sensibilité nerveuse.

Calmer, modifier la sensibilité de l'estomac et des intestins, au point de leur permettre de supporter le séjour et le passage des alimens.

Voilà le problème que nous croyons fermement avoir résolu à l'aide des moyens indiqués plus haut ; il n'y a point là de secret, de formules empiriques, mais ce que nous ne pouvons dire, parce que cela est impossible, ce que nous ne pourrions ni expliquer ni formuler, ce sont les nombreuses modifications, soit dans le choix soit dans la combinaison, soit dans les doses de ces mêmes médi-

camens. C'est cette sorte d'inspiration que donne
la confiance du succès et l'habitude de suivre une
maladie, c'est l'audition du malade, c'est le récit
de son état, de ses souffrances, qui nous éclaire
et nous guide, c'est la connaissance de son âge, de
son sexe, de sa profession, de ses habitudes, du
lieu qu'il habite, c'est, enfin, l'ensemble de tous
les symptômes, de tous les faits qui ont précédé ou
suivi l'invasion de la maladie, qui nous inspire dans
nos prescriptions, et nous conduit au succès.

CONCLUSUM.

Nous voici arrivés à la fin de cet opuscule, et
prêt à poser la plume, nous regardons avec confiance derrière nous, nous avons fait de notre
mieux pour faire comprendre à quels signes on
reconnaîtra l'invasion de la maladie à la guérison
de laquelle nous nous sommes en grande partie
consacré. Si nous n'avons pu, dans un aussi petit
nombre de pages, dire tout ce que nous aurions eu
à dire sur cet important sujet, et si nous n'avons
pu, par les raisons que nous avons données plus
haut, publier nos formules ordinaires et faire que
ce petit livre soit l'unique guide des malades, nous
espérons du moins que les définitions claires et
précises que nous avons données sur la nature et

sur les causes de la gastrite seront d'un grand secours pour diriger ceux qui en sont atteints, nous
avons surtout essayé de bien faire comprendre
l'importance du régime et de la manière de vivre,
le reste ne peut se trouver qu'auprès de nous, nous
l'avouerons volontiers, ou auprès des médecins qui
ont envisagé ces sortes d'affections sous le même
point de vue. Si nous proclamons cette prétention
qui peut paraître orgueilleuse, c'est que le choix de
nos moyens curatifs est basé sur une expérience
acquise avec labeur, et suivie avec persévérance
pendant quinze ans, c'est au partage de cette expérience que nous appelons ceux qui souffrent, ceux
à qui nous disons avec confiance : PLUS DE GAS-
TRITE.

FIN.

AVIS ESSENTIEL.

Les personnes éloignées de Paris, qui désireront avoir
mon avis, sont prévenues que je suis dans l'usage d'en-
voyer, avec ma consultation, une première dose des re-

mèdes appropriés à leur situation, et confectionnés, *sous mes yeux*, par un pharmacien distingué de la capitale ; à cet effet, elles auront soin d'indiquer un correspondant à Paris à qui le tout serait remis ; ou, à défaut d'en avoir, de bien préciser les *noms*, *qualités* et *domicile* des personnes au nom desquelles l'envoi sera fait (Affranchir).

INDICATIONS NÉCESSAIRES POUR LES DEMANDES DE CONSULTATIONS ÉCRITES.

1° L'âge du malade ;

2° Le sexe du malade ;

3° Si c'est une femme, a-t-elle eu des enfans, et combien ; vivent-ils ; ou s'ils sont morts jeunes, de quelle maladie ?

4° La couleur des cheveux ;

5° La coloration habituelle de la peau, surtout au visage ;

6° La profession ou les occupations habituelles ;

7° Les habitudes de vie, les alimens, nombre de repas et à quelle distance l'un de l'autre ;

8° L'exposition de l'habitation ; sa salubrité ;

9° Enfin, le détail exact et circonstancié des souffrances habituelles et de tout ce qui peut fournir un renseignement utile : les plus légers en apparence ne doivent pas être négligés.

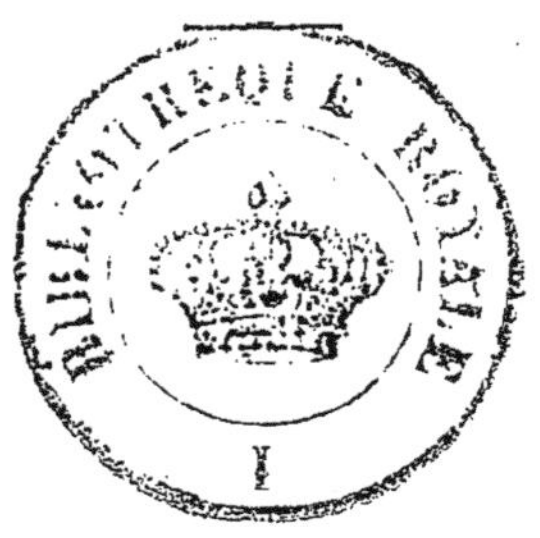

www.ingramcontent.com/pod-product-compliance
Ingram Content Group UK Ltd.
Pitfield, Milton Keynes, MK11 3LW, UK
UKHW021153140726
13695UKWH00005B/2112